Te 34
268

AF233368

NOUVELLE

APPLICATION DE L'ÉLECTRICITÉ

PAR

FROTTEMENT SANS COMMOTION

Sur l'Homme sain et sur l'Homme malade.

(CAUSE ET TRAITEMENT RATIONNEL DU CHOLÉRA.)

PAR

M. P. POGGIOLI

Docteur-Médecin de la Faculté de Paris, ex-Chirurgien militaire.

« Ce qui est au-dessus de la raison
« n'est pas pour cela contre la raison. »

(PASCAL.)

(Mémoire lu à l'Institut le 31 octobre 1853.)

PARIS

IMPRIMERIE DE BLONDEAU, RUE DU PETIT-CARREAU, 26.

1854.

NOUVELLE

APPLICATION DE L'ÉLECTRICITÉ

PAR

FROTTEMENT SANS COMMOTION

Sur l'Homme sain et sur l'Homme malade

(CAUSE ET TRAITEMENT RATIONNEL DU CHOLÉRA)

> « Ce qui est au-dessus de la raison
> « n'est pas pour cela contre la raison. »
> (PASCAL.)

Les anciens, qui connaissaient l'électricité sous le nom d'*éther lumineux*, ont dit qu'il est le principe de la vie, et qu'il doit exister en tous lieux ; que cet éther ou esprit lumineux nourrit et entretient l'extérieur de la terre, aussi bien que les cieux et les corps célestes.

Les principes du mouvement, de la végétation, et des attractions diverses dans les corps, semblent être des émanations du feu ou de l'esprit invisible de l'univers.

De nos jours, Humboldt a dit que l'électricité était l'agent général de composition et de décomposition de toutes choses.

Les prodiges qu'a réalisés la science à l'aide de l'électricité sont immenses ; et déjà l'on prévoit que, dans un laps de temps qui ne paraît pas éloigné, nous serons éclairés et chauffés au moyen de l'électricité.

Des expériences récentes ont prouvé que la végétation d'un terrain électrisé était plus riche et plus prompte. Des semences soumises à l'action de ce fluide donnaient des produits meilleurs avec une plus grande rapidité.

La plupart des grands phénomènes de la nature seront un jour expliqués par l'électricité.

Le savant Hallé a avancé que cette voie conduirait à la révélation des mystères les plus admirables de la vie animale.

Des applications électriques par frottement ont été faites sur l'homme sain et sur l'homme malade; mais les secousses et les commotions que l'on faisait éprouver aux patients ont fait abandonner un agent destiné à rendre des services inconnus jusqu'à ce jour.

Un de mes honorables amis, M. Beckeinsteiner, de Lyon, s'étant adonné à cette étude avec une persévérance digne d'éloges, est arrivé à appliquer, méthodiquement et sans secousse, l'électricité sur l'homme malade, et il en a obtenu des résultats qui resteront dans la science.

Je viens aujourd'hui soumettre à l'Académie quelques faits qui me sont personnels.

De toutes les définitions qui ont été données de la maladie, il n'en est aucune qui satisfasse la raison. Ne pourrait-on pas, au point de vue de de l'influence de l'électricité sur le corps humain, définir la maladie en général (définition surtout applicable aux affections nerveuses) un *excès*, une *diminution* ou *une irrégularité du fluide nerveux dans les parties vivantes*, c'est-à-dire le *défaut d'équilibre*. Le traitement de la maladie consisterait par conséquent à rétablir l'équilibre, à ôter de l'électricité lorsqu'il y a excès, à en donner lorsqu'il y a diminution, à régulariser lorsqu'il y a irrégularité. Si la maladie est un défaut d'équilibre de l'électricité chez l'individu, la santé sera le rétablissement de cet équilibre.

Voyons si les faits répondent à la théorie; je prends d'abord l'homme sain.

1° Les individus ont plus ou moins de vitalité, c'est-à-dire de fluide nerveux ou électrique ; par conséquent la déperdition est inégale. La fatigue musculaire est occasionnée par une perte proportionnelle de l'électricité.

Si l'on soumet un individu fatigué à l'électricité, c'est-à-dire qu'on remplace le fluide électrique perdu, la fatigue disparaît.

2° Un homme courroucé et menaçant vient-il à subir une diminution de l'électricité qu'il avait en trop, aussitôt il rentre dans le calme.

Le prince de M..., 55 ans, tempérament éminemment nerveux, d'une irritabilité excessive, éprouve presque toujours une sensation de fourmillement le long des membres thoraciques et pelviens; par moments il lui est impossible de rester à table et même dans un salon où il lui serait imposé une certaine immobilité. Il a besoin de marcher, c'est-à-dire d'éprouver des pertes électriques.—Il y a évidemment chez lui excès de fluide nerveux. Et en effet, ayant soumis M. le prince de M... à une soustraction électrique par de simples courants avec un conducteur en argent, je suis arrivé promptement à le calmer : il peut travailler, rester à table, et n'importe dans quelle réunion. Chose remarquable! le bien-être se faisait sentir immédiatement après chaque soustraction électrique.

3° Le troisième cas est plus applicable à cet état nerveux, plus particulier chez la femme, et qui constitue ce qu'on appelle communément des vapeurs. Il y a des bouffées de chaleur qui montent à la figure, les pieds sont froids, il y a un malaise général caractérisé par de la tristesse et même des larmes involontaires chez les unes, de la mauvaise humeur et de l'impatience chez les autres. En rappelant aux extrémités inférieures le trop plein des organes supérieurs, en régularisant le fluide nerveux (étincelles avec une boule en fer aux pieds, des frictions à la main, des courants avec un conducteur en argent, etc.), de triste et morose qu'elle était, cette femme devient douce et aimable : c'est une transformation complète, c'est le rétablissement de l'équilibre.

Prenons maintenant l'homme malade.

Au moment où l'épidémie cholérique sévissait avec le plus d'intensité à Paris, on a constaté que les machines électriques ne donnaient pas ou presque pas d'électricité; le même phénomène a été remarqué à Saint-Pétersbourg par le docteur Craword. Sitôt que le fléau commença à diminuer, l'électricité augmenta et suivit en sens inverse la marche de la maladie.

D'après ce que je viens de dire, le choléra pourrait être défini : *La diminution plus ou moins grande du fluide électrique à la surface de la terre ou chez l'individu.*

La mortalité serait en rapport direct avec cette déperdition et avec la débilité physique et morale des individus atteints. Ainsi on a observé que les convalescens, surtout ceux de la fièvre typhoïde, de la dyssenterie, des pneumonies, et les individus pusillanimes, ceux, en un mot, qui ont une trop faible quantité d'électricité, résistent rarement au fléau.

Au contraire, les hommes forts, nerveux, affrontant le danger sans être effrayés de la mort, précisément ceux chez lesquels on remarque une très-grande quantité de fluide vital ou électrique, résistent plus facilement. — La cause en est que la déperdition des premiers était trop grande, eu égard aux pertes antérieures ou à leur état moral, pour maintenir la vitalité, et que chez les autres il restait encore assez de fluide, malgré la perte, pour pouvoir résister. C'est l'homme riche et l'homme pauvre. — Le premier peut faire de fortes pertes sans grave conséquence ; le second se ruine au premier revers.

Dans ses leçons de physiologie pathologique au Val-de-Grâce, mon honorable ami le docteur Marchal (de Calvi) s'est demandé si l'on ne pourrait pas considérer le choléra comme une diathèse hypo-électrique.

Le rapport qui a été fait, le 20 septembre dernier, à Londres, par le grand conseil de santé, donne pour causes principales du choléra la fatigue, le manque de nourriture, l'humidité, la diarrhée, c'est-à-dire le défaut d'électricité,— Les moyens hygiéniques et curatifs les plus rationnels prescrits contre ce fléau sont tous des moyens qui développent ou conservent l'électricité chez l'individu. (1)

Le traitement le plus rationnel du choléra consistera donc dans l'administration de l'électricité comme moyen préservatif et comme moyen curatif. — Deux fois, séance tenante, j'ai enlevé en quelques minutes des coliques à un des médecins en chef de nos grands hôpitaux de Paris.

Avec des machines hydro-électriques, on aura toujours beaucoup d'électricité. Une ou deux de ces machines dans chaque ambulance doivent suffire en cas d'épidémie.

Il sera en même temps très-rationnel de donner de l'électricité aux convalescens, aux personnes faibles de constitution, chez lesquelles la

(1) L'électricité a toujours paru jouer un rôle considérable dans la nature d choléra.

La préservation cholérique nous a semblé appartenir au même titre à tous les métaux bien placés dans l'échelle électrique   Dr Bruq.

vitalité est peu développée, près de s'éteindre, chez les phthisiques et les personnes avancées en âge particulièrement.

Un pharmacien de Lyon, témoin des merveilleux résultats obtenus au moyen de l'électricité, avait contracté l'habitude de se faire électriser chaque semaine; il a vécu 106 ans; il était très-robuste pour son grand âge.

Pour ne pas abuser des momens de l'académie, je me bornerai à citer aujourd'hui quelques faits au sujet de la génération, faits importants et qui corroborent ce que j'ai avancé plus haut.

Premier fait.

M. M..., marchand tailleur à Paris, âgé de 38 ans, d'une constitution forte en apparence, vint me consulter pour une faiblesse de la colonne vertébrale avec atonie complète des organes génitaux. Je lui propose de l'électriser, et après 15 jours de traitement, les facultés normales étaient rétablies.

Deuxième fait.

Un de mes amis (27 ans), plein de vigueur et de santé, accuse un affaiblissement de ces mêmes facultés; il a consulté un médecin qui lui a prescrit des pilules, sans résultat; je lui donne quelques séances électriques et les fonctions se rétablissent.

Troisième fait.

Une personne de Londres, de passage à Paris, vint me demander conseil pour un lumbago. D'après la grande irritabilité du sujet, 40 ans, tempérament nerveux, je supposai qu'il y avait chez lui excès de fluide électrique; j'en soutirai. — Le lumbago, qui existait depuis plus de 2 ans, céda très-promptement, mais il se déclara un phénomène particulier et remarquable : cet homme était sujet à un état érectif tous les matins ; depuis l'usage de l'électricité cette disposition avait disparue. Il me fit part de ses inquiétudes, Je le rassurai et je cherchai à rétablir l'équilibre perdu. En effet, je donnai de l'électricité aux régions qui en étaient privées, et les fonctions se rétablirent rapidement. — Dès le lendemain, le malade éprouva un changement notable. Je fus obligé cependant d'éviter l'excès opposé, pour ne pas faire revenir le lumbago.

Quatrième fait.

Un marchand commissionnaire, obligé de faire de longues courses,
est atteint depuis plus de deux ans d'une courbature générale; depuis
quinze jours surtout, arrivé midi, il lui est impossible de marcher. C'est
un individu nerveux, d'une constitution moyenne; je jugeai nécessaire
de lui donner de l'électricité le long du rachis; le lendemain, il n'éprouva
plus cette lassitude, et il put vaquer à ses occupations toute la journée,
sans éprouver de fatigue. Je l'électrisai cinq jours de suite, et tout allait
à souhait. Je lui avais même dit qu'il pouvait cesser le traitement, lorsqu'il me confia que, tous les matins, il éprouvait une excitation locale
qui le fatiguait beaucoup. Je cherchai à lui soutirer de l'électricité. — Le
lendemain, l'excitation avait diminuée, mais il avait éprouvé les mêmes
lassitudes qu'avant de commencer le traitement. J'en conclus que j'avais
soutiré trop d'électricité et je visai à rétablir l'équilibre; je soutirai de
l'électricité d'un côté, et j'en donnai le long du dos; j'obtins ainsi deux
résultats favorables.

Cinquième fait.

Un de mes malades, qui vient très-souvent se faire électriser pour des
varices des extrémités inférieures, m'a assuré que depuis ce traitement
il n'avait jamais été aussi vigoureux.

Sixième fait.

Un officier supérieur de la garde impériale, âgé de 68 ans, est venu
me consulter pour un asthme chronique très-intense, ayant résisté depuis
grand nombre d'années à toutes sortes de soins. — Les résultats ont été
si prompts e si heureux, que mon malade en a été émerveillé; mais ce
qu'il y a de remarquable et qui fixa plus particulièrement mon attention,
c'est qu'au bout de quelques séances mon malade me dit : Docteur, je
rajeunis, j'ai un appétit d'enfer, mes jambes sont revenues, et j'ai 25 ans
pour le reste.

Septième fait.

Le septième fait est très remarquable comme fait physiologique. Il
s'agit d'un ecclésiastique d'environ 50 ans, occupant un poste élevé dans

le clergé de Paris; il se plaignait de douleurs rhumatismales le long du dos et aux épaules. Après un examen minutieux de la partie, je trouvai que toute la région de la nuque, c'est-à-dire celle qui répond au cervelet, ne donnait pas ou presque pas d'électricité; le malade m'avoua qu'il ne se rappelait pas avoir jamais éprouvé le moindre désir.

Huitième et dernier fait.

Un des lauréats de cette académie, âgé de 55 ans, doué d'une constitution forte et d'un tempérament nervoso-sanguin, a été soumis à l'électricité pour une laryngo-bronchite. — En passant un des conducteurs à la région occipitale, je n'avais pas ou presque pas d'étincelles, tandis que toute la partie comprise entre le front et cette dernière en donnait beaucoup. Cet homme, même jeune, est resté des années entières sans éprouver le moindre désir; et tandis que la faculté de la génération est presque nulle, celles de la bonté et de la persévérance ont un développement extraordinaire.

J'ai constaté ainsi que l'énergie des facultés est en raison directe de la quantité d'électricité contenue dans chaque région où elles se localisent.

Chez la femme, l'action de l'électricité n'est pas moins puissante; elle est employée avec succès dans certains cas de stérilité, et surtout chez les personnes non réglées.

Ces faits, bien observés, me semblent porter avec eux l'évidente démonstration du principe que je vais poser dans ma conclusion.

CONCLUSION.

L'électricité c'est la vie, l'absence d'électricité c'est la mort (1).

La maladie peut être définie un défaut d'équilibre de l'électricité vitale; la santé en est le rétablissement. Le dosage de l'électricité communiquée

---

(1) FÉCONDATION DE L'OEUF. — Si l'on dépouille un œuf de sa coque (préparation chimique) et qu'on le place sous un verre de cristal pour en étudier toutes les transformations, on remarquera, une fois la température élevée à quarante et quelques degrés, que la chaleur provoque l'effervescence, et celle-ci le mouvement qui appelle les deux électricités. Lorsque l'électricité positive l'emporte sur l'électricité négative, la péréquation s'établit par une atmosphère électrique; une étincelle se forme et traverse le germe; instantanément, il se trouve fécondé. Il y a vie.

Quelque chose de semblable, mais en sens inverse, doit se passer au moment de sans secousses, sans commotion, d'une manière même agréable, moyen inconnu jusqu'ici, devait jouer nécessairement un grand rôle dans la thérapeutique.

Par l'électricité on peut guérir promptement, surtout les affections nerveuses, enrayer les maladies graves prises au début, fortifier les convalescens, les personnes faibles, asthéniques, conserver, réveiller même certaines fonctions endormies, et prolonger l'existence en réparant des pertes irréparables par les moyens ordinaires.

L'électricité employée d'après cette nouvelle méthode, doit être le traitement le plus rationnel du choléra asiatique et d'autres maladies épidémiques qui jusqu'ici ont résisté aux diverses médications. L'électricité pourra être appliquée au diagnostic de certaines maladies, à connaitre la puissance de certaines facultés. Elle a une action des plus marquées sur les organes de la génération et elle est le plus puissant emménagogue de la thérapeutique.

---

la mort. Il doit y avoir soustraction de l'électricité vitale par l'électricité ambiante. Aussi les nuages chargés d'électricité pendant les moments d'orage sont très-dangereux pour les œufs qui ne sont pas encore éclos. Ils deviennent ce qu'on appelle dans la campagne des *œufs blancs*. Ces orages sont bien souvent funestes pour les personnes gravement malades et surtout très-affaiblies, les phthisiques, les convalescens de fièvre typhoïde, etc. C'est que le peu d'électricité vitale qui reste peut être soutirée par l'électricité opposée et la mort s'en suivre. Les savans ne sont pas d'accord pour se rendre compte de la manière dont la mort a lieu instantanément par la foudre, dans le cas où le fluide électrique n'a pas laissé de traces ; cela ne peut s'expliquer que par la soustraction complète de l'électricité vitale.

NOTES A CONSULTER.

(*Extraits de lettres de M. Beckeinsteiner au docteur Poggioli.*)

1re LETTRE. — 11 *mars* 1853.

Le traitement électrique à la campagne marche ordinairement plus vite qu'à la ville. Sur quarante malades, j'ai obtenu trente guérisons, neuf améliorations, et ce n'est que sur une seule fille que je n'ai rien obtenu; mais le fait le plus curieux de tous, c'est que l'on peut, par le moyen de l'électricité, grossir telle ou telle partie du corps amaigrie. — Détails —J'ai fait, dans des cas d'amaigrissement, plusieurs expériences qui m'ont constamment réussi. On pourrait tirer grand parti de cette nouvelle découverte pour les jeunes femmes maigres.

2me LETTRE. — 18 *avril* 1853.

J'ai toujours beaucoup de malades à traiter; le fait le plus remarquable qui m'est arrivé depuis quelques jours, c'est une femme de 45 ans que je traite pour une surdité et que l'électricité a rajeunie au moins de dix ans en 45 séances électriques. Il est facile de reproduire ce fait sur des personnes maigres depuis l'âge de 35 à 45 ans.

3me LETTRE. — 11 *juin* 1853.

Avez-vous fait l'expérience des tables tournantes? Ici, il n'y a pas une maison où l'on n'ait expérimenté. J'ai assisté à de nombreuses expériences; la plus curieuse de toutes celles que j'ai vues, c'est chez un médecin qui a pour cliente une demoiselle de 15 ans, d'une forte constitution, et qui fait tourner un guéridon en s'asseyant dessus et en posant les mains sur les bords, les pieds ne touchant pas à terre, elle fait tourner la table dans le sens qu'on lui désigne.

Ces phénomènes ne sont autre chose que l'électricité animale jointe à la volonté. Dans la partie de mon ouvrage sur l'électricité animale, j'ai déjà indiqué quelques exemples analogues.

Aux pièces qui précèdent, nous croyons devoir ajouter quelques passages des articles que les journaux scientifiques ont publiés sur les divers mémoires que nous avons eu l'honneur de lire aux Académies des sciences et de médecine:

TRAITEMENT DU RHUMATISME.

Compte-rendu des séances de l'Institut (Académie des sciences du 15 novembre 1852), par M. le Docteur Rochat.

Le docteur Poggioli, déjà connu dans le monde médical par plusieurs communications faites à l'Académie de Médecine, et par la première description qu'on ait donnée de la maladie de Biskara (Afrique), vient de lire à l'Académie des sciences un remarquable mémoire sur une *nouvelle méthode curative externe contre les rhumatismes.*

Le rôle que joue la douleur dans la maladie, dit l'auteur, est des plus importans; elle en est souvent, comme dans les névralgies et certains rhumatismes, le symptôme unique ou tout au moins prédominant. La détruire ou la calmer est un but que le médecin doit fréquemment poursuivre.

Pour atteindre ce but, M. le docteur Poggioli emploie un topique dont l'efficacité serait, suivant lui, aussi prompte que sûre.

M. le docteur Poggioli pense que la médecine moderne substitue souvent à tort les formules simples aux formules complexes; il croit que dans beaucoup de cas la réunion de plusieurs substances analogues donne de meilleurs résultats que leur emploi isolé ou successif, et il cite comme preuve les effets parfois surprenans de quelques médicamens très-composés qui ont traversé les siècles, survivant à tous les systèmes, la thériaque entre autres. A l'appui des idées développées dans son mémoire, M. le docteur Poggioli cite dix-sept observations qui sont rédigées avec détail et paraissent probantes.

TRAITEMENT DE LA NÉVRALGIE.

Académie de Médecine. — *Compte-rendu par la* Gazette des Hôpitaux.

27 JANVIER 1853.

Un jeune médecin, doué du talent d'observer, et s'occupant de matière médicale plus qu'on ne le fait d'ordinaire au milieu de nous, M. le docteur Poggioli, a lu pareillement, dans l'avant-dernière séance, un mémoire remarquable, surtout par le nombre des faits et leur importance, sur un *nouveau mode de traitement de la névralgie faciale* (du nerf trifacial) affection si souvent rebelle et redoutable, non par le danger dont elle menace la vie, mais par les atroces tourmens dont elle la remplit. Ce mode de traitement dont M. Marchal (de Calvi) a vu un succès frappant dans son ancien service du Val-de-Grâce, et qui en outre lui a procuré une guérison miraculeusement rapide dans un cas de sa pratique particulière, consiste en des frictions douces, faites à l'aide de la pulpe des doigts avec une pommade sédative dont la formule a été donnée dans ce journal. Une des observations nombreuses de M. Poggioli montre une névralgie de la cinquième paire, datant de dix ans, ayant résisté aux traitemens les plus variés, les plus énergiques, notamment à trois opérations pratiquées par Blandin (section et excision de nerfs), et cédant presque immédiatement à l'application méthodique de la nouvelle pommade sédative. Nous hésiterions à accepter les faits de M. Poggioli, car l'illusion en pareil cas n'est que trop facile et trop commune; *mais nous avons vu.*

TRAITEMENT DE LA SCIATIQUE.

Les dix cas de guérison de sciatique exposés dans le mémoire sur une *nouvelle méthode curative externe contre les névralgies sciatiques* du docteur Poggioli, sont tous remarquables par la durée antérieure de la maladie (jusqu'à quatorze ans), par l'insuccès des médications qui avaient été employées (tout ce que la médecine a de plus rationnel), par la persistance du succès, plusieurs guérisons datant de plus de trois ans, enfin par la courte durée du traitement spécial qui a été de quelques heures souvent, et jamais de plus de vingt jours. (Académie des Sciences.—Extrait des comptes-rendus de l'Institut, séance du 25 avril 1853.)

L'apparition du choléra à Paris, au moment de publier ce mémoire, nous fait un devoir de donner quelques conseils pour se préserver de ce fléau, même en dehors de l'électricité, qui, à moins que des faits ne viennent prouver le contraire, doit être regardée comme le seul remède rationnel.

Choléra asiatique. — *Hygiène pour s'en garantir.*

1°. Ne négliger aucune indisposition, quelque légère et de quelque nature qu'elle puisse être;

2°. Apporter un soin particulier aux désordres intestinaux ;

3°. Éloigner des habitations toute espèce de matière corrompue, animale ou végétale ;

4°. Nettoyer les égoûts et les laver avec un soin particulier.

5°. Éviter que les alentours des habitations soient humides ; écouler avec soin toute espèce d'eau stagnante ;

6°. Abattre toutes les cloisons qui empêchent la ventilation nécessaire ;

7°. Aérer les chambres tous les jours à l'heure de midi ;

8°. Opérer tous les nettoyages avec des torchons secs ;

9°. Éviter toute espèce d'excès, une trop grande fatigue, particulièrement dans les temps humides ;

10°. Éviter les boissons froides, surtout pendant la chaleur ;

11°. S'abstenir de fruits crus et acides ;

12°. Apporter un grand soin dans le choix de l'eau ;

13. Se vêtir chaudement, porter de la laine sur le ventre, propreté personnelle.

14° Éviter de trop fortes émotions, les réunions trop nombreuses, les logements humides.

15° Faire du feu pendant la nuit dans les chambres à coucher, mettre à l'air les draps de lit et les couvertures.

Traitement préservatif. — Tant que le fléau n'aura pas disparu d'une localité, il est prudent, surtout pour les personnes faibles, convalescentes, pusillanimes, de se faire électriser une fois par jour. Pour cela on a une bonne machine électrique dans une pièce chaude, on s'assied sur un isoloir qui communique avec la machine par un fil métallique ; une personne de la maison un peu familiarisée avec l'électricité ou mieux le médecin de la famille, fait des frictions avec la main, le long de la colonne vertébrale et sur le ventre, toujours de haut en bas, pendant cinq ou dix minutes.

Si l'on pouvait avoir une boule en or de trois à quatre centimètres de diamètre, à laquelle se trouve adopté une tige du métal de trente centimètres de long, on tirera des étincelles à la place des frictions. Pour l'abdomen seulement, surtout s'il y a des coliques, on peut remplacer l'or par le cuivre.

Lorsqu'on ne peut pas avoir une machine électrique, on fait des frictions avec de la flanelle, et mieux avec une peau de chat.

Traitement curatif. — Aussitôt qu'on éprouve les premières atteintes de ce terrible fléau (vomissements, coliques, diarrhée, crampes), il faut recourir de suite à une bonne électrisation, une ou deux séances à une heure d'intervalle doivent suffire pour enrayer le mal, ou bien on renouvelle la même opération toutes les heures, jusqu'à complète disparition de tout symptôme morbide.

Dans les cas foudroyants, on isole le lit du malade par des pains de résine ou du verre, et on l'électrise dans son lit comme on l'aurait fait sur le tabouret (*isoloir*), en ayant soin de prolonger les séances le plus possible, même une demi-heure. — Pendant l'opération, le malade sera toujours très-couvert de flanelle ou de soie ; on lui donnera une boisson chaude, abondante et stimulante (infusion de tilleul, de camomille ou de feuilles de menthe) ; les extrémités seront aussi électrisées, frictionnées ou enveloppées de sinapismes (1).

Il ne faut pas oublier, dans ce cas, que la machine électrique doit être très-forte et que les étincelles tirées du malade doivent avoir au moins un pouce de diamètre.

Dans le cas où l'on ne pourrait pas avoir recours à l'électricité, voici le moyen à employer ; autant que possible, le traitement sera dirigé par un médecin :

1° Aussitôf l'apparition des premiers symptômes, cataplasme de moutarde avec du beurre fondu comprimé sur l'abdomen ;

2° Frictions générales sèches avec de la flanelle ou une peau de chat ; — humides avec de la flanelle trempée dans une solution de sel et d'esprit de vin ; — un liniment, parties égales d'ammoniaque et d'huile — ou sinapismes étendus et puissants aux membres inférieurs ;

3° Tisane chaude et abondante de bourrache ou de feuilles de menthe ;

4° Potion avec extrait thébaïque,   0,15 (3 grains)
    Acétate d'ammoniaque,   10,0
    Sirop d'éther ou d'écorce d'oranger, 30,0
    Infusion de feuilles d'oranger,   100,0

A prendre une cuillerée à café tous les quarts d'heure, jusqu'à cessation des vomissements, des coliques et des crampes.

L'extrait thébaïque agit en arrêtant les vomissements et les coliques par ses propriétés calmantes. L'acétate d'ammoniaque, en portant à la peau et en favorisant la circulation du sang, par ses propriétés excitantes et diaphorétiques.

Si les vomissements sont trop abondants, donner immédiatement un gramme d'ipéca dans un demi-verre d'eau sucrée ; si les coliques sont trop violentes, prendre un gramme de calomel dans une cuillerée de miel — dans l'un ou l'autre cas, la potion sera suspendue pendant deux heures ; si l'attaque est foudroyante, elle sera portée à deux cuillerées à café et même plus tous les quarts d'heure.

Le malade sera toujours tenu très-chaudement, pour favoriser le mieux possible la transpiration.

(1) Il n'est pas possible de trouver un secours plus prompt, plus sûr et plus efficace contre les crampes que l'électricité. (LOVET.)

Paris. — Imp. de BLONDEAU, rue du Petit-Carreau, 26

www.ingramcontent.com/pod-product-compliance
Lightning Source LLC
LaVergne TN
LVHW021809030726
842523LV00003B/1310